Ikram Kammoun
Sonia Marrakchi
Salem Kachboura

Apport de l'imagerie dans la cardiomyopathie hypertrophique

AF168132

Ikram Kammoun
Sonia Marrakchi
Salem Kachboura

Apport de l'imagerie dans la cardiomyopathie hypertrophique

Éditions universitaires européennes

Imprint

Any brand names and product names mentioned in this book are subject to trademark, brand or patent protection and are trademarks or registered trademarks of their respective holders. The use of brand names, product names, common names, trade names, product descriptions etc. even without a particular marking in this work is in no way to be construed to mean that such names may be regarded as unrestricted in respect of trademark and brand protection legislation and could thus be used by anyone.

Cover image: www.ingimage.com

Publisher:
Éditions universitaires européennes
is a trademark of
International Book Market Service Ltd., member of OmniScriptum Publishing Group
17 Meldrum Street, Beau Bassin 71504, Mauritius
Printed at: see last page
ISBN: 978-3-8416-7337-4

Apport de l'imagerie dans la cardiomyopathie hypertrophique

Utility of imaging in Hypertrophic Cardiomyopathy

I.Kammoun, S.Marrakchi, S.Kachboura.

TABLE DES MATIERES

Résumé :

L'échocardiographie doppler est la technique de référence pour faire le diagnostic d'une cardiomyopathie hypertrophique, guider le traitement et éventuellement évaluer le pronostic.

Dans cette revue, nous rappelons l'apport déjà bien établi de l'échographie et nous préciserons le rôle émergeant de l'imagerie par résonance magnétique dans cette pathologie complexe.

Il s'agit de deux techniques qui ne peuvent être que complémentaires pour un bilan complet d'une cardiomyopathie hypertrophique.

Mots clés : cardiomyopathie hypertrophique, échographie, imagerie par résonance magnétique

Abstract :

Echocardiography has traditionally played a preeminent role in the diagnosis, formulation of management strategies, and the prognostication of this complex disease.

In this review, we briefly profile the utility of established echocardiographic modalities and discuss the evolving role of magnetic resonance in the assessment of hypertrophic cardiomyopathy.

There is a complementarity between cardiovascular magnetic resonance imaging and echocardiography for the diagnosis and the management of hypertrophic cardiomyopathy.

Key words: Hypertrophic cardiomyopathy, echocardiography, cardiovascular magnetic resonance,

3

Introduction :

Les cardiomyopathies hypertrophiques font partie des cardiomyopathies

définies par des anomalies structurelles et fonctionnelles du myocarde

ventriculaire non expliquées par une atteinte coronaire ni par les

conditions de charge (1).

L'atteinte peut être familiale et génétiquement déterminée ou être plutôt

sporadique.

Dans 40 à 60% des cas, il s'agit d'une mutation qui porte sur les

protéines du sarcomère et se transmet selon un mode autosomique

dominant ; c'est cette forme particulière de CMH à laquelle nous allons

nous intéresser.

Sa prévalence a été estimée entre 0,02 et 0,23 % de la population

générale (2).

La cardiomyopathie hypertrophique est la principale cause de mort

subite chez le sportif de moins de 35 ans. L'incidence annuelle de la

mort subite dépasse 4 % chez les sujets classés à haut risque.

Cette prévalence est probablement sous-estimée en rapport en

particulier avec les patients asymptomatiques et ceux ayant une mort

subite.

Chez l'adulte, la cardiomyopathie hypertrophique est définie par une épaisseur myocardique ≥15 mm touchant un ou plusieurs segments du myocarde du ventricule gauche, mesurée par une des modalités d'imagerie cardiaque (échographie, imagerie par résonance magnétique ou scanner) et ne pouvant être expliquée par les conditions de charge (2).

Cette limite baisse à 13 mm s'il s'agit d'une enquête familiale.

Chez l'enfant, l'hypertrophie se définit à partir de plus de déviations standard par rapport à la valeur prédite (z-score>2).

Dans certains cas, le patient peut être génotypiquement positif mais phénotypiquement négatif (3,4).

Le bilan d'une cardiomyopathie hypertrophique, basé sur les différents types de modalités d'imagerie, doit évaluer:

-la structure et la fonction cardiaque

-l'obstruction dynamique

-les anomalies mitrales et la sévérité de l'insuffisance mitrale

-la fibrose myocardique si possible.

Tout ce bilan permettra de guider le traitement et aidera à la stratification du risque.

L'échocardiographie reste l'examen incontournable dans la prise en charge globale d'un patient porteur d'une cardiomyopathie hypertrophique et est recommandée comme examen initial (5).

L' l'imagerie par résonance magnétique est, en parallèle, une technique émergente avec une imagerie tomographique 3D qui permet des coupes du coeur avec une haute résolution temporale et spatiale sans irradiation.

Nous détaillons, ainsi, la place de ces deux types d'imagerie dans le bilan d'une cardiomyopathie hypertrophique.

Chapitre 1

L'analyse de la structure cardiaque et le modèle de l'hypertrophie

L'échographie bidimensionnelle doit utiliser le maximum de fenêtres pour mieux définir la répartition des segments hypertrophiés qui sont souvent plus brillants.

Cette hypertrophie peut toucher n'importe quel segment ; le septum basal est le plus fréquemment touché (figure 1) mais d'autres localisations sont possibles.

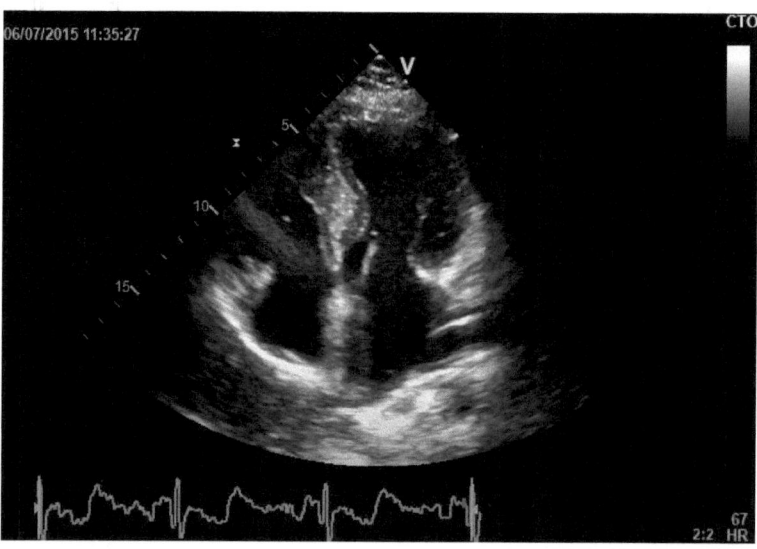

Figure 1 :coupe apicale 4 cavités montrant une cardiomyopathie hypertrophique asymétrique touchant surtout le septum basal

Il est recommandé de faire une mesure de l'épaisseur de tous les segments du ventricule gauche en télédiastole, et préférentiellement en coupes petit axe (5).

Il faut éviter les meures en parasternal long axe au mode TM étant donné le risque d'avoir des coupes obliques et de surestimer l'épaisseur pariétale.

Dans les formes apicales, il faut multiplier les mesures au niveau parasternal et apical (figure 2).

L'échographie de contraste est intéressante pour un meilleur diagnostic en particulier de ces formes apicales et pour la recherche d'un anévrysme apical qui peut être le siège de thrombus (6).

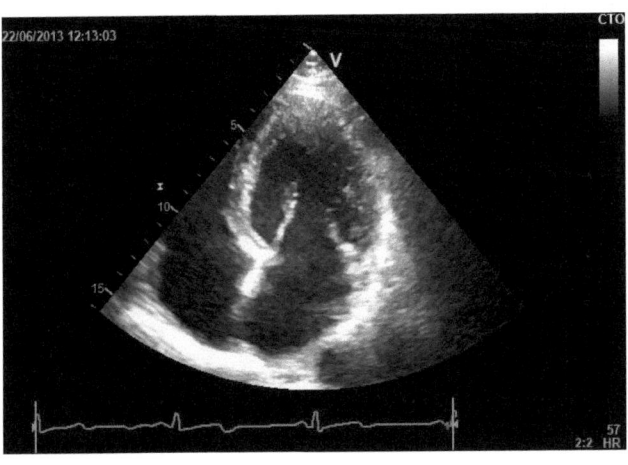

Figure 2 : coupe apicale 4 cavités montrant une forme apicale de cardiomyopathie hypertrophique apicale

Auparavant, cette mesure de l'épaisseur pariétale était basée sur l'échocardiographie, mais actuellement, les mesures à l'IRM sont retenues comme moyen diagnostique et permet des mesures plus précises (7).

L'imagerie par résonance magnétique a toute sa place chez les patients ayant une mauvaise échogénécité dont leur examen échographique ne peut être concluant, elle est actuellement recommandée dans cette situation en classe IB (2,5).

L'imagerie par résonance magnétique permet, en effet, des mesures exactes de l'épaisseur myocardique et de la masse ventriculaire (8).

Elle évalue bien l'étendue de l'hypertrophie en déterminant le nombre exact de segments hypertrophiés ; on parle de cardiomyopathie hypertrophique diffuse quand le nombre de segments touchés est $\geq$ 8(>50% du VG), focale si $\leq$ 2, intermédiaire entre ces deux valeurs. Les formes diffuses ont été notées dans 54% des cas dans la large série récente de Maron (7).

L'imagerie par résonance magnétique a aussi l'avantage de mieux identifier les hypertrophies massives ($\geq$30mm) qui peuvent intervenir dans une stratification du risque rythmique.

Elle est intéressante dans l'étude des hypertrophies localisées à un ou deux segments qui s'observent dans 10% des cardiomyopathies hypertrophiques, et particulièrement au niveau du segment basal de la paroi antérolatérale (où il y a un problème de résolution spatiale à l'échographie cardiaque), au niveau du septum postérieur et au niveau de l'apex (7).

Elle est recommandée ainsi en classe IIa pour la recherche d'une localisation apicale (2).

D'autre part, elle montre bien les anévrysmes apicaux (figure 3) en particulier de petite taille (<2cm) et d'éventuels thrombi à leur niveau. Ces anévrysmes se voient dans 2% des cardiomyopathies hypertrophiques (9) et peuvent avoir des implications pronostiques. C'est aussi une indication classe IIa (2).

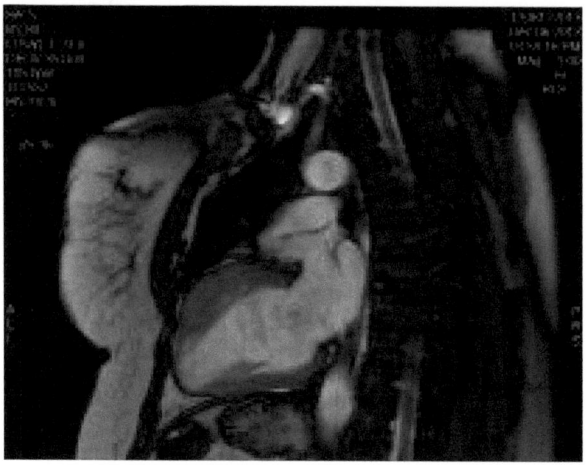

Figure 3 : image IRM en long axe: hypertrophie de la paroi antéroseptale associée à un anévrysme apical.

L'imagerie par résonance magnétique évalue bien l'atteinte du ventricule droit qui serait notée dans un tiers des cas et quand la trabécule septomarginale est touchée, une obstruction au niveau de la chambre de la chasse du ventricule droit peut s'observer (10).

Chapitre 2

Fonction systolique du ventricule gauche

Classiquement le Simpson biplan est utile pour la détermination des volumes.

L'échographie 3D est aussi utile pour une meilleure estimation des volumes et de la fraction d'éjection du ventricule gauche.

Cette fraction d'éjection est habituellement normale ou augmentée dans les cardiomyopathies hypertrophiques et la dysfonction ventriculaire gauche (définie par une FEVG<50%) survient dans 2 à 5% des cas seulement, mais, le pronostic sera particulièrement sombre dans les cardiomyopathies hypertrophiques avec dysfonction du ventricule gauche (11).

Plus récemment, les nouvelles techniques échographiques de strain ont pu montrer que, même en présence d'un ventricule gauche hyper dynamique, on peut observer une altération du strain longitudinal et radial chez les patients ayant une cardiomyopathie hypertrophique par rapport aux sujets contrôles (12).

La déformation longitudinale serait particulièrement réduite dans les segments hypertrophiés (figure 4).

Le strain longitudinal peut être altéré même avant l'apparition d'une hypertrophie ventriculaire chez les patients génotypiquement positifs.

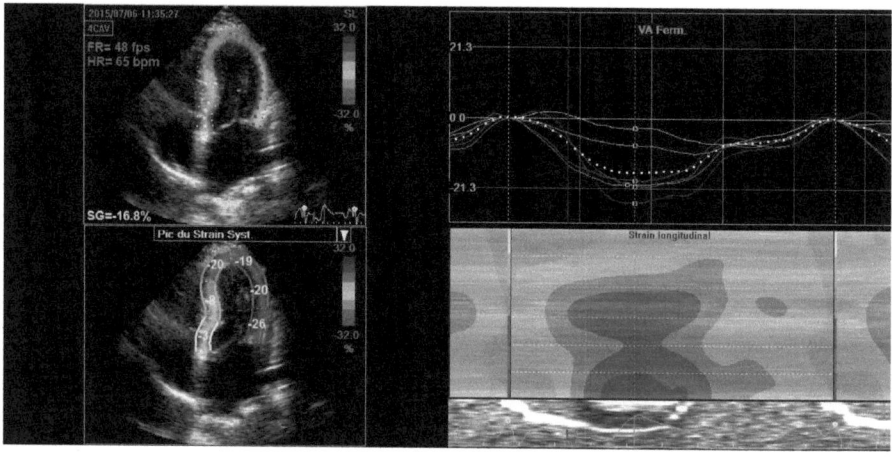

Figure 4 : étude du strain longitudinal en coupe apicale 4 cavités montrant un strain régional altéré au niveau des segments hypertrophiés basal et moyen du septum (même patiente que la figure 1)

Concernant l'imagerie par résonance magnétique, il est actuellement bien démontré que c'est une technique performante et reproductible pour la mesure des volumes et de la fraction d'éjection.

Par contre, un nombre limité d'études ont confirmé la présence à l'imagerie par résonance magnétique de différences régionales dans la fonction myocardique chez les patients ayant une cardiomyopathie hypertrophique (13).

L'échocardiographie reste en fait la première modalité d'imagerie recommandée pour évaluer la fonction systolique et l'imagerie par résonance magnétique n'aura de place qu'en cas d'imagerie suboptimale à l'échographie (14).

Chapitre 3

Fonction diastolique

L'échocardiographie doppler permet une estimation non invasive des pressions de remplissage.

Ces anomalies de la fonction diastolique sont importantes à considérer et sont notées indépendamment de l'extension de l'hypertrophie.

Une approche compréhensive est recommandée dans la cardiomyopathie hypertrophique pour prédire les pressions de remplissage. En effet, certaines études ont montré une faible corrélation entre les vitesses du flux mitral et les paramètres invasifs (15,16). Cependant, la vitesse et la durée de l'onde A pulmonaire sont bien corrélées à la pression télé diastolique du ventricule gauche (17).

D'autre part, le volume de l'oreillette gauche donne des informations pronostiques dans la cardiomyopathie hypertrophique (sévérité de l'insuffisance mitrale, dysfonction diastolique, possible myopathie atriale) (17).

Quant à l'imagerie par résonance magnétique, elle n'est pas recommandée dans cette indication.

Chapitre 4

L'obstruction dynamique

L'identification d'un gradient intra-ventriculaire gauche est importante dans les indications du traitement médical et dans la stratification du risque rythmique. L'échocardiographie doppler au repos est indiquée de première intention pour rechercher une obstruction intra- ventriculaire gauche (figure 2) définie par un gradient instantané≥30 mm Hg (hémodynamiquement significatif quand c'est ≥50 mm Hg).

Il faut bien distinguer ce gradient dynamique particulièrement au niveau de la chambre de chasse des obstructions fixes par obstacle sous aortique par exemple.

Une sténose des valves aortiques est aussi à éliminer, en s'aidant si nécessaire d'une échographie transoesophagienne et l'utilisation du doppler pulsé au niveau de l'anneau aortique où on peut avoir en protosystole une fermeture prématurée de la valve aortique ou un fluttering dû à l'obstruction au niveau de la chambre de chasse.

L'aspect du flux au doppler continu est intéressant à considérer: pic précoce en cas d'obstacle fixe sous aortique (c'est le flux d'une sténose aortique) alors que dans l'obstruction dynamique et avec la progression de la systole et le déplacement de la valve mitrale vers le septum, la taille de l'orifice lié à l'obstruction diminue et le pic sera télé systolique. Ce flux est à ne pas confondre avec celui de l'insuffisance mitrale (figure 5).

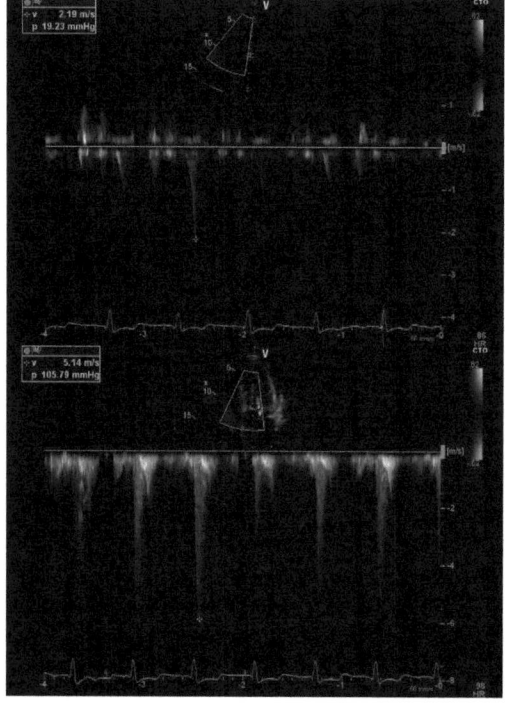

Figure 5 : Flux en lame de sabre au niveau de la chambre de chasse du VG (en haut) et flux d'insuffisance mitrale (en bas).

Il est recommandé actuellement, en l'absence d'un gradient au repos, de réaliser la manouvre de Valsalva et de faire des mesures en position debout chez tous les patients (2).

L'échographie d'effort doit être indiquée chez les patients symptomatiques n'atteignant pas un gradient de 50 mm Hg sous les autres manœuvres (figures 6 et 7)

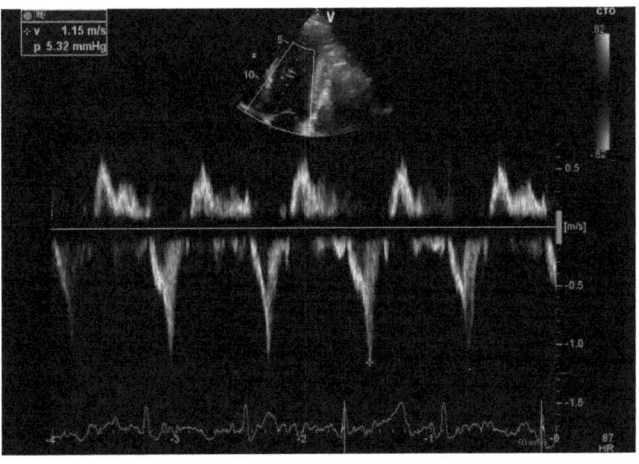

Figure 6: flux en lame de sabre en intra-ventriculaire gauche non significatif au repos

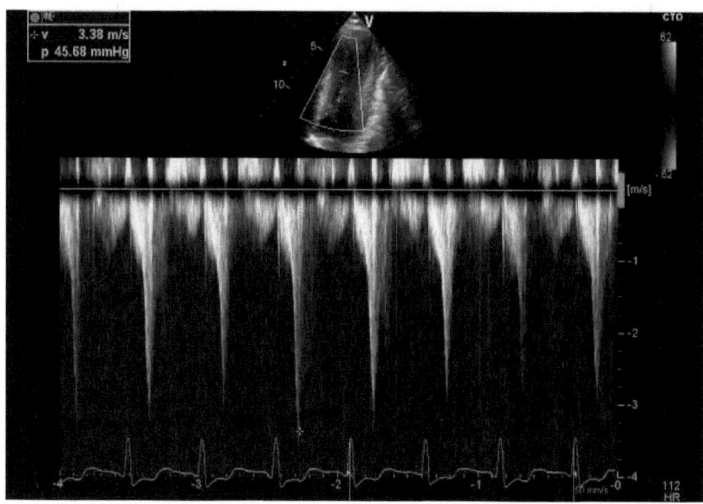

Figure 7 : gradient intra-ventriculaire gauche atteignant 45 mmHg à l'effort chez le même patient

Cet examen est supérieur aux autres tests de provocation, notamment les nitrés (18).

Il faut noter que cet examen est sans danger chez un patient sans gradient à l'état de base, mais les protocoles diffèrent d'un laboratoire à l'autre.

Les séquences ciné à l'imagerie par résonance magnétique permettent, en cas d'obstruction, d'identifier la présence d'un contact septomitral en grand axe et en petit axe basal (à ce niveau, on peut observer un signal

19

systolique « systolic signal void jet » en faveur de l'obstruction sous aortique).

Des séquences de mapping de la vélocité du flux peuvent être réalisées et donner une idée sur l'obstruction.

Mais, rares sont les études qui ont essayé de corréler ces mesures avec celles du doppler et il est incertain que ces deux mesures soient corrélées(19).

D'autre part, ces mesures ne peuvent se faire qu'à l'état de base, et ceci est une limitation majeure de l'imagerie par résonance magnétique car un tiers des cardiomyopathies hypertrophiques ne sont obstructives que sous tests de provocation.

L'échographie doppler est, ainsi, mieux placée pour la quantification.

Chapitre 5

Evaluation d'une insuffisance mitrale et des anomalies mitrales

L'échocardiographie a une place de choix pour mettre en évidence une insuffisance mitrale, la quantifier et préciser son mécanisme.

L'insuffisance mitrale n'est pas toujours due au mouvement systolique antérieur de la grande valve mitrale (SAM).

Ainsi, lorsque le SAM (figure 8) est le principal mécanisme de l'insuffisance mitrale, le jet est typiquement postérieur.

Si le jet est plutôt central ou antérieur, il faut rechercher des anomalies mitrales intrinsèques comme une élongation des valves.

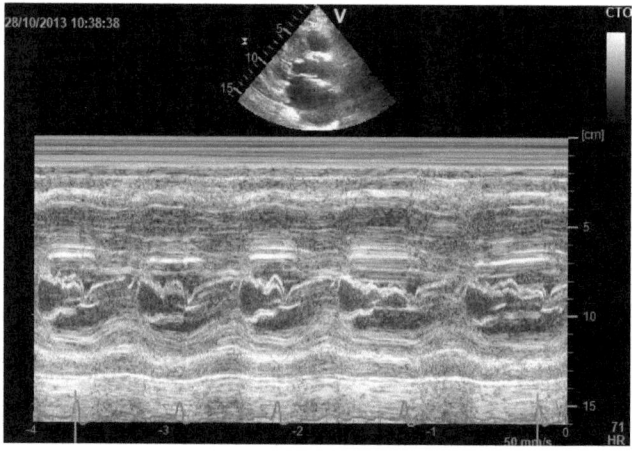

Figure 8: aspect de mouvement systolique antérieur de la grande valve mitrale objectivé au mode TM sur une coupe échographique grand axe

Les anomalies des piliers doivent aussi être recherchées à type d'anomalies d'insertion telle qu'une insertion directe du pilier antérieur sur la face ventriculaire de la grande valve mitrale ou sur le septum basal (figure 9), une insertion apicale d'un muscle papillaire (figure 10) ou une anomalie morphologique (hypertrophie (figure 11), aspect bifide, anomalies de nombre avec des muscles papillaires accessoires (figures 12 et 13).

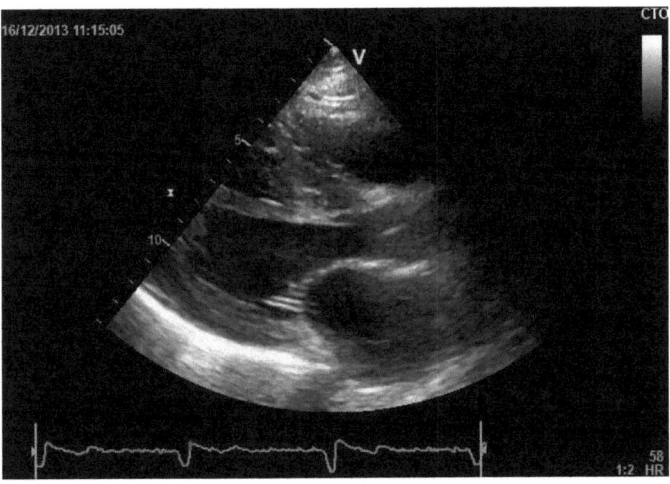

Figure 9 : insertion directe d'un pilier sur le septum basal objectivée sur une coupe parasternale grand axe.

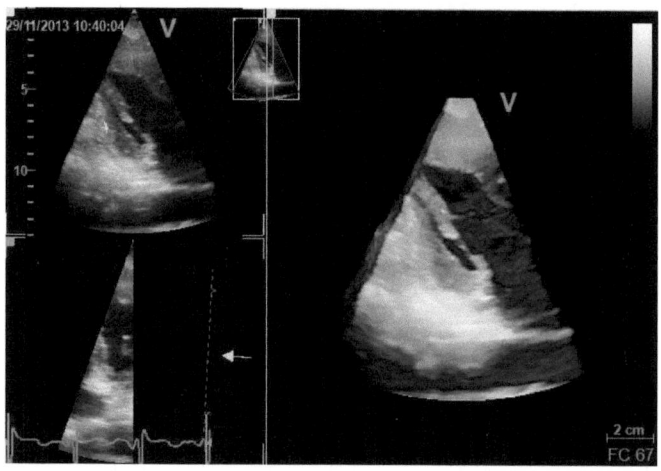

Figure 10: insertion apicale du pilier postéro médian (coupe apicale 3 cavités) visualisée en mode 3D.

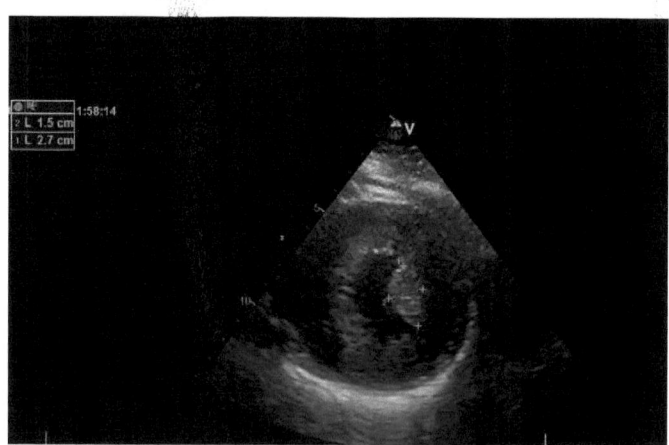

Figure 11 : aspect hypertrophié du muscle antéro-latéral sur une coupe échographique petite axe

23

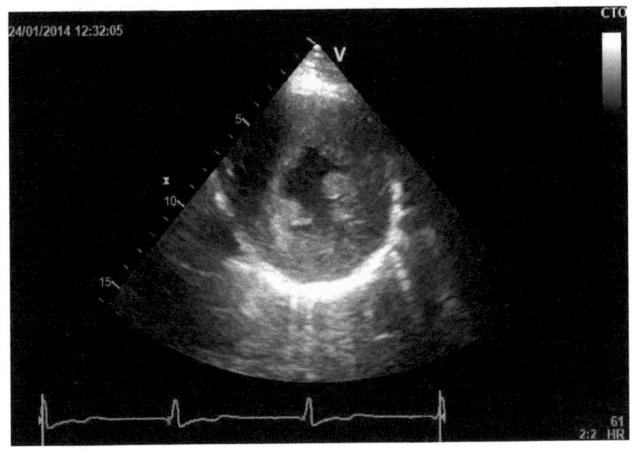

Figure 12: anomalie de nombre de piliers (pilier accessoire) objectivée sur une coupe échographique petit axe

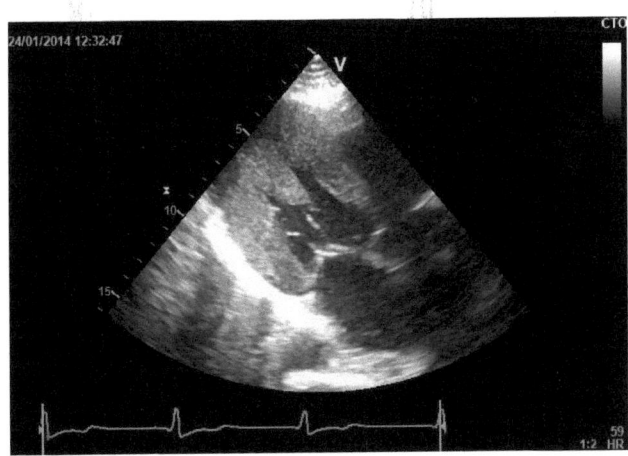

Figure 13 : coupe grand axe du même patient visualisant le pilier accessoire

Dans ce cadre, l'imagerie par résonance magnétique permet de visualiser l'appareil valvulaire mitral et d'évaluer le mécanisme de l'insuffisance mitrale ; elle montre bien un éventuel déplacement apical du muscle papillaire antérolatéral ou un muscle papillaire bifide (figure 14) pouvant être à l'origine d'une obstruction. Elle évalue aussi la masse des muscles papillaires.

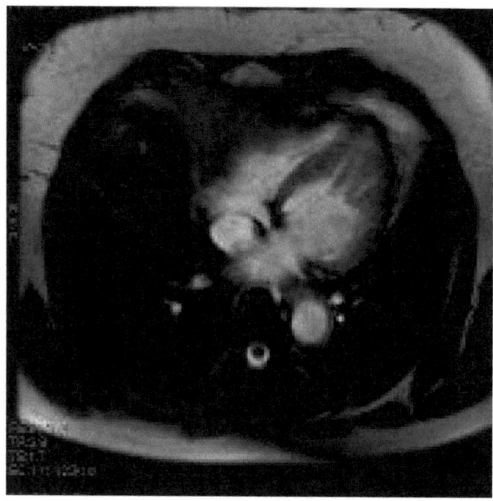

Figure 14: aspect bifide du muscle papillaire postéro-médian avec une insertion apicale de ce muscle

L'imagerie par résonance magnétique est ainsi recommandée dans le cas où la visualisation échographique de l'appareil sous valvulaire est sous- optimale avec une échographie transoesophagienne mal tolérée ou refusée (4,14).

Chapitre 6

Guider le traitement

6-1- myectomie:

L'échographie permet de déterminer l'épaisseur maximale du septum basal avant myectomie.

La recherche d'anomalies mitrales est systématique et doit être précise pour évaluer la nécessité d'un geste mitral associé et la faisabilité d'un geste de plastie.

En per-opératoire, l'échographie transoesophagienne permet de détecter les complications type communication interventriculaire.

Dans ce cadre, l'imagerie par résonance magnétique peut être contributive dans le bilan préopératoire d'une cardiomyopathie hypertrophique obstructive, en particulier pour faire un bilan lésionnel mitral (classe IB) (5).

6-2-alcoolisation septale:

Le succès est défini par une réduction d'au moins 50% du gradient.

L'utilisation de l'échographie de contraste, pour définir la distribution vasculaire des artères perforantes septales, est d'un grand apport dans cette technique qui a permis de réduire nettement le facteur limitant le succès de cette technique (qui est la localisation suboptimale de la nécrose).

La plupart des équipes utilisent l'échographie transthoracique.

L'échographie transoesophagienne permet une meilleure qualité d'image mais elle est faite sous anesthésie générale qui modifie les conditions de charge ainsi que le gradient.

L'imagerie par résonance magnétique n'est pas recommandée après alcoolisation, mais peut être intéressante si l'échographie transthoracique est non concluante ou si le gradient réapparait à distance (14).

Chapitre 7

La recherche de fibrose myocardique

L'imagerie par résonance magnétique est de loin plus performante avec une capacité de caractérisation tissulaire ne pouvant être étudiée à l'échographie.

La fibrose est objectivée par l'étude du réhaussement tardif. Ces surfaces de réhaussement tardif peuvent être quantifiées en pourcentage par rapport à la masse VG totale.

La concordance de ces zones de réhaussement tardif avec la fibrose a été vérifiée sur les cœurs natifs après transplantation (20).

Le rehaussement tardif est de type nodulaire dans la cardiomyopathie hypertrophique siégeant à mi-paroi, il ne suit pas en fait la revascularisation coronaire contrairement à celui dans l'infarctus du myocarde (figure 15).

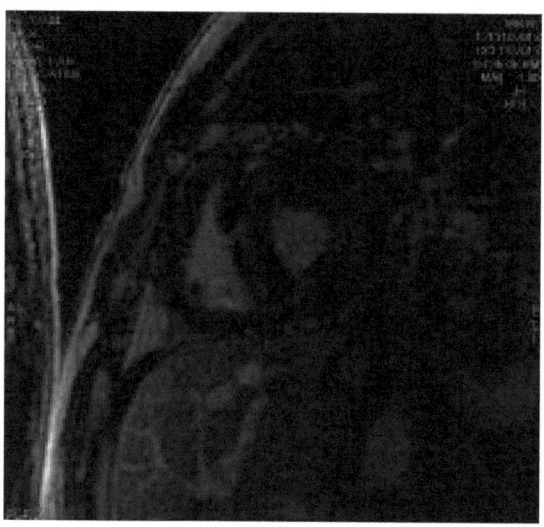

Figure 15: réhaussement tardif de type nodulaire au niveau du ventricule gauche et du ventricule droit

Il est souvent localisé au niveau du septum interventriculaire mais il peut être limité à la paroi latérale du ventricule gauche ou aux points d'insertion de la paroi libre du ventricule droit (21).

Il est plus fréquent dans les segments hypertrophiés et en présence de masse ventriculaire gauche importante.

La prévalence du rehaussement tardif dans la cardiomyopathie hypertrophique serait de 65% (33 à 84%).

Il établit le caractère pathologique de l'hypertrophie mais il n'est ni spécifique ni constant et il peut en effet se voir dans les hypertrophies ventriculaires gauches secondaires à une hypertension artérielle ou à un rétrécissement aortique. Mais, son absence n'exclut pas le caractère pathologique de l'hypertrophie.

Il peut être intéressant pour différencier entre cardiomyopathie hypertrophique et cœur d'athlète.

Il serait associé à une rigidité myocardique et à un remodelage ventriculaire gauche.

L'association entre réhaussement tardif et évolution à long terme a été évaluée dans certaines études (22-27). Les données sont en faveur d'une relation entre la présence d'un réhaussement tardif et la mortalité cardiovasculaire, le décès par insuffisance cardiaque et la mortalité toute cause confondue, avec seulement une tendance à la majoration du risque rythmique.

L'extension du réhaussement tardif (>15%), utilisant des méthodes quantitatives, serait associée à un risque double de mort subite (28).

Des études plus fines sur le réhaussement tardif sont en cours, s'intéressant surtout à l'intensité du signal et particulièrement au réhaussement d'intensité intermédiaire qui serait plus corrélé aux troubles du rythme ventriculaire (29).

Initialement, et dans le cadre de la stratification du risque rythmique, la présence d'un réhaussement tardif était considéré comme un facteur modificateur qui peut interférer dans la décision dans certains cas de patients sélectionnés chez qui le risque, basé sur les facteurs conventionnels, est limite pour indiquer un défibrillateur (5).

Mais, plus récemment (2), le réhaussement n'est plus impliqué dans la stratification du risque rythmique.

Chapitre 8

Stratification du risque

Les données échographiques interviennent dans la stratification du risque et le dernier score établi (30) a inclus 3 paramètres échographiques : l'épaisseur pariétale maximale, le diamètre de l'oreillette gauche et le gradient instantané intra-ventriculaire gauche.

Le réhaussement tardif n'a pas été retenu dans ce score, mais l'imagerie par résonance magnétique peut aider en vérifiant l'épaisseur pariétale maximale en cas de mauvaise échogénécité.

Chapitre 9

Dépistage familial

Dans le cadre du dépistage familial, l'échographie transthoracique est indiquée tous les ans durant l'adolescence et tous les 5 ans à l'âge adulte.

La présence de certaines anomalies (anomalies mitrales, anomalies du doppler ou du strain) et particulièrement en association avec des anomalies électrocardiographiques, augmentera la probabilité de la maladie chez les relatifs.

L'IRM serait intéressante chez les patients mal échogènes à l'échographie ou s'il y a une discordance avec une hypertrophie ventriculaire électrique non objectivée à l'échographie (14).

Une variété d'anomalies morphologiques ont été notées à l'imagerie par résonance magnétique chez les patients porteurs de mutations mais phénotypiquement négatifs (crypts, anomalies mitrales, réhaussement tardif) (31,32).

Chapitre 10

Diagnostic différentiel

L'apport de l'IRM pour différencier les cardiomyopathies hypertrophiques des autres formes secondaires est encore limité.

Ainsi, certains signes peuvent orienter vers certains diagnostics ; Une hypertrophie avec un réhaussement tardif au niveau inféro-latéral plaiderait en faveur de la maladie de Fabry.

Dans l'hypertension artérielle, l'hypertrophie ventriculaire gauche est souvent concentrique avec une épaisseur pariétale<18-19mm.
L'imagerie par résonance magnétique peut être intéressante pour différencier une cardiomyopathie hypertrophique apicale d'une non compaction du ventricule gauche.

Dans l'amylose, l'imagerie par résonance magnétique montre souvent un réhaussement tardif diffus ou segmentaire sous-endocardique.

Chez les athlètes, la présence d'un réhaussement tardif confirme le caractère pathologique de l'hypertrophie ventriculaire gauche.

Ainsi, pour éliminer certains diagnostics différentiels, l'imagerie par résonance magnétique est recommandée en classe IIb (C) (5).

Mais, dans le cas particulier d'une suspicion d'amylose, cet examen est indiqué en classe IIa (2)

Conclusion:

L'échographie cardiaque est l'examen initial recommandé dans le bilan d'une cardiomyopathie hypertrophique.

L'imagerie par résonance magnétique cardiaque est une technique émergeante pouvant apporter des informations complémentaires, particulièrement en présence d'une mauvaise échogénécité et pour rechercher des zones de fibrose myocardique.

Sa place précise reste à déterminer par de larges études.

REFERENCES:

1. Elliott P, Andersson B, Arbustini E et al. Classification of the cardiomyopathies: a position statement from the European Society Of Cardiology Working Group on Myocardial and Pericardial Diseases. Eur Heart J 2008;29:270–276.

2. Elliott PM, Anastasakis A, Borger MA et al. 2014 ESC Guidelines on diagnosis and management of hypertrophic cardiomyopathy The Task Force for the Diagnosis and Management of Hypertrophic Cardiomyopathy of the European Society of Cardiology (ESC) European Heart Journal 2014; 35, 2733–2779

3. Maron BJ, Yeates L, Semsarian C. Clinical challenges of genotype positive phenotype negative family members in hypertrophic cardiomyopathy. Am J Cardiol. 2011;107: 604–8.

4. Maron BJ, Semsarian C. Emergence of gene mutation carriers and the expanding disease spectrum of hypertrophic cardiomyopathy. Eur Heart J. 2010; 31:1551–3.

5. Gersh BJ, Maron BJ, Bonow RO et al, 2011 ACCF/AHA guidelines for the diagnosis and treatment of hypertrophic cardiomyopathy: executive summary: a report of the American College of Cardiology Foundation/American Heart Association Task Force on Practice Guidelines. American College of Cardiology Foundation/American Heart

Association Task Force on Practice Guidelines; American Association for Thoracic Surgery; American Society of Echocardiography; American Society of Nuclear Cardiology; Heart Failure Society of America; Heart Rhythm Society; Society for Cardiovascular Angiography and Interventions; Society of Thoracic Surgeons, J Thorac Cardiovasc Surg. 2011 Dec;142(6):1303-38.

6. Olszewski R, Timperley J, Szmigielski C et al. The clinical applications of contrast echocardiography. Eur J Echocardiogr 2007;8:S13-23.

7. Maron MS, Maron BJ, Harrigan C et al. Hypertrophic cardiomyopathy phenotype revisited after 50 years with cardiovascular magnetic resonance. J Am Coll Cardiol 2009;54:220-8.

8. Olivotto I, Maron M S, Autore C et al. Assessment and Significance of Left Ventricular Mass by Cardiovascular Magnetic Resonance in Hypertrophic Cardiomyopathy. J Am Coll Cardiol 2008; 52:559–66.

9. Maron M S., Finley J., Bos J. M et al. Aneurysms in Hypertrophic Cardiomyopathy, Circulation 2008;118;1541-1549.

10. Maron MS, Hauser TH, Dubrow E et al. Right ventricular involvement in hypertrophic cardiomyopathy. Am J Cardiol 2007;100:1293-8.

11. Thaman R, Gimeno JR, Murphy RTet al. Prevalence and clinical significance of systolic impairment in hypertrophic cardiomyopathy. Heart 2005;91:920-5.

12. Carasso S, Yang H,Woo A, Vannan MA et al. Systolic myocardial mechanics in hypertrophic cardiomyopathy: novel concepts and implications for clinical status. J Am Soc Echocardiogr 2008; 21: 675-83.

13. Ennis DB, Epstein FH, Kellman P, Fananapazir L, McVeigh ER, Arai AE. Assessment of regional systolic and diastolic dysfunction in familial hypertrophic cardiomyopathy using MR tagging. Magn Reson Med 2003; 50:638-42.

14. Nagueh SF, Bierig, SM, Budoff M et al, American Society of Echocardiography Clinical Recommendations for Multimodality Cardiovascular Imaging of Patients with Hypertrophic Cardiomyopathy ;. J Am Soc Echocardiogr 2011; 24: 473-98.

15. Nishimura RA, Appleton CP, Redfield MM, Ilstrup DM, Holmes DR Jr.,Tajik AJ. Noninvasive Doppler echocardiographic evaluation of left ventricular filling pressures in patients with cardiomyopathies: a simultaneous doppler echocardiographic and cardiac catheterization study. J Am Coll Cardiol 1996; 28:1226-33.

16. Nagueh SF, Lakkis NM, Middleton KJ, Spencer WH III, Zoghbi WA,

Quinones MA. Doppler estimation of left ventricular filling pressures in patients with hypertrophic cardiomyopathy. Circulation 1999; 99: 254-61.

17. Nistri S, Olivotto I, Betocchi S, Losi MA, Valsecchi G, Pinamonti B, et al., Prognostic significance of left atrial size in patients with hypertrophic cardiomyopathy (from the Italian Registry for Hypertrophic Cardiomyopathy). Am J Cardiol 2006; 98: 960-5.

18. Zemanek D., Tomasov P., Homolova S., Linhartova K., Veselka J. Sublingual isosorbide dinitrate for the detection of obstruction in hypertrophic cardiomyopathy. Eur J Echocardiogr. 2011 ; 12(9):684-7.

19. O'Brien KR, Cowan BR, Jain M, Stewart RA, Kerr AJ, Young AA. MRI phase contrast velocity and flow errors in turbulent stenotic jets. J Magn Reson Imaging 2008; 28:210-8.

20. Moon JC, Reed E, Sheppard MN et al. The histologic basis of late gadolinium enhancement cardiovascular magnetic resonance in hypertrophic cardiomyopathy. J Am Coll Cardiol 2004; 43:2260-4.

21. Moon JC, McKenna WJ, McCrohon JA, Elliott PM, Smith GC, Pennell DJ. Toward clinical risk assessment in hypertrophic cardiomyopathy with gadolinium cardiovascular magnetic resonance. J Am Coll Cardiol 2003; 41:1561-7.

22. Adabag AS, Maron BJ, Appelbaum E et al. Occurrence and frequency of arrhythmias in hypertrophic cardiomyopathy in relation to delayed enhancement on cardiovascular magnetic resonance. J Am Coll Cardiol 2008;51: 1369-74.

23. Prinz C, Schwarz M, Ilic I et al. Myocardial fibrosis severity on cardiac magnetic resonance imaging predicts sustained arrhythmic events in hypertrophic cardiomyopathy. Can J Cardiol 2013;29:358–363.

24. Bruder O, Wagner A, Jensen CJ et al. Myocardial scar visualized by cardiovascular magnetic resonance imaging predicts major adverse events in patients with hypertrophic cardiomyopathy. J Am Coll Cardiol 2010; 56:875–887.

25. O'Hanlon R, Grasso A, Roughton M et al. Prognostic significance of myocardial fibrosis in hypertrophic cardiomyopathy. J Am Coll Cardiol 2010;56:867–874.

26. Rubinshtein R, Glockner JF, Ommen SR et al. Characteristics and clinical significance of late gadolinium enhancement by contrast-enhanced magnetic resonance imaging in patients with hypertrophic cardiomyopathy. Circ Heart Fail 2010;3: 51–58.

27. Maron MS, Appelbaum E, Harrigan CJ et al. Clinical profile and significance of delayed enhancement in hypertrophic cardiomyopathy. Circ Heart Fail 2008;1:184–191.

28. Chan RH, Maron BJ, Olivotto L et al. Prognostic Value of Quantitative Contrast-Enhanced Cardiovascular Magnetic Resonance for the Evaluation of Sudden Death Risk in Patients With Hypertrophic Cardiomyopathy. Circulation. 2014;130:484-495.

29. Appelbaum E, Maron BJ, Adabag S et al. Intermediate-Signal-Intensity Late Gadolinium Enhancement Predicts Ventricular Tachyarrhythmias in Patients With Hypertrophic Cardiomyopathy. Circ Cardiovasc Imaging. 2012;5:78-85.

30. O'Mahony C, Jichi F, Pavlou M et al. A novel clinical risk prediction model for sudden cardiac death in hypertrophic cardiomyopathy (HCM Risk-SCD). Eur Heart J 2014; 35:2010–2020.

31. Germans T, Wilde AA, Dijkmans PA et al. Structural abnormalities of the inferoseptal left ventricular wall detected by cardiac magnetic resonance imaging in carriers of hypertrophic cardiomyopathy mutations. J Am Coll Cardiol 2006;48:2518-23.

32. Maron MS, Olivotto I, Harrigan C et al. Mitral valve abnormalities identified by cardiovascular magnetic resonance represent a primary phenotypic expression of hypertrophic cardiomyopathy. Circulation 2011;124: 40–47.

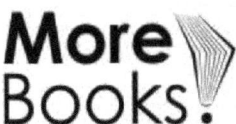
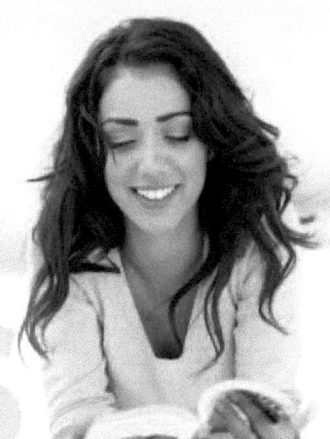

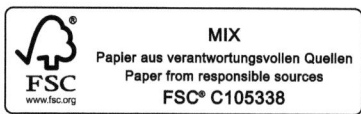
Printed by Books on Demand GmbH, Norderstedt / Germany